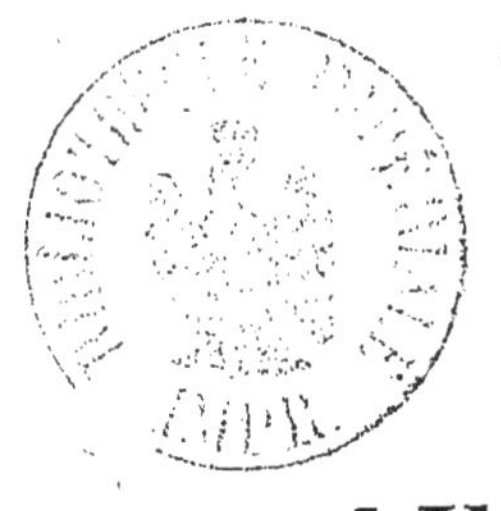

AVIS

AUX PERSONNES MENACÉES

DE

PHTHISIE PULMONAIRE.

IMPRIMERIE DE LEBÈGUE,
Rue des Noyers, n° 8.

AVIS
AUX PERSONNES MENACÉES
DE
PHTHISIE PULMONAIRE,

PAR N. P. ANQUETIN,

DOCTEUR EN MÉDECINE DE LA FACULTÉ DE PARIS, MÉDECIN DU BUREAU DE CHARITÉ DU SIXIÈME ARRONDISSEMENT, MEMBRE DE PLUSIEURS SOCIÉTÉS DE MÉDECINE.

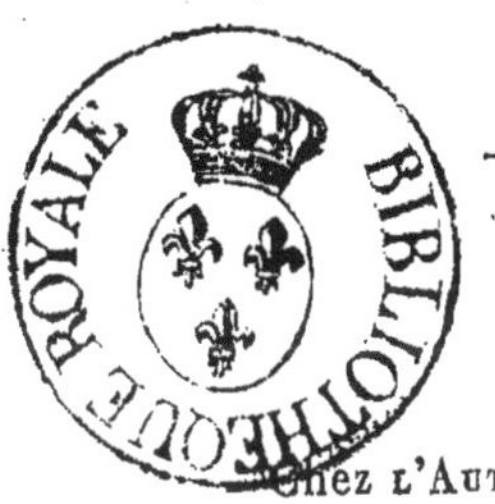

A PARIS,
Chez L'AUTEUR, rue Salle-au-Comte, n° 15;
J. B. BAILLIÈRE, Libraire de l'Académie Royale de Médecine, rue de l'École-de-Médecine, n° 13 bis.

A LONDRES,
Même maison, 3 Bedford-street, Bedford-square.

A BRUXELLES,
Au Dépôt de la Librairie Médicale Française.

1828.

AVANT-PROPOS.

Pour guérir et surtout pour prévenir les maladies, la bonne volonté du malade est aussi nécessaire au médecin, que les conseils du médecin au malade. Comme tous leurs efforts doivent tendre au même but, il faut qu'ils agissent de concert, et que l'un ne s'oppose pas au bien que l'autre peut faire. Cet accord semble bien facile à obtenir, puisqu'il n'est personne qui ne soit prêt à tout faire pour conserver la santé. Cependant plusieurs causes mettent souvent en opposition le malade et le médecin, ou du moins empêchent qu'ils ne s'entendent aussi bien qu'ils devraient le faire.

Beaucoup de gens, par exemple, malgré les avis de la médecine, qui leur fait voir qu'il est plus sage et plus facile de prévenir la maladie que d'avoir à la guérir, négligent toutes les précautions nécessaires à la conservation de leur santé. Doués d'une constitution robuste, ils se font un jeu de la soumettre aux plus rudes épreuves. Ils s'imaginent pouvoir braver impunément toutes les causes de maladie, et tournent en ridicule la médecine, dont ils croient n'avoir jamais besoin. D'autres sont moins téméraires; mais c'est par insouciance qu'ils négligent leur santé. Ils diffèrent toujours d'appeler le médecin, et ne s'y décident que quand la maladie a déjà fait beaucoup de progrès. Quand enfin les uns et les autres sont forcés d'avoir recours à la médecine, ils ne secondent que faiblement ses efforts, et souvent même les rendent inutiles par leur négligence ou leur indocilité. Incapables d'apprécier la gravité du mal, qui se présente quelquefois sous un aspect peu redoutable, ils regardent comme inutiles les précautions les plus importantes aux yeux du médecin; ils se cachent de lui pour se soustraire à quelques-unes de ses prescriptions, comme s'ils n'étaient pas les plus intéressés à les suivre rigoureusement, et ils croient avoir fait beaucoup quand ils en ont exécuté la moitié.

Ce peu de confiance leur est souvent fatal. Il peut l'être surtout aux personnes menacées de devenir poitrinaires : c'est à elles que je m'adresse; je voudrais leur faire sentir combien il est important pour elles de réclamer à temps les secours de la médecine, et de suivre exactement ses conseils.

Si les personnes disposées à contracter la phthisie pulmonaire devaient être inévitablement victimes de cette maladie, si aucuns soins, aucuns remèdes ne pouvaient les soustraire à cette fatalité, il serait aussi cruel qu'inutile de dérouler à leurs yeux le tableau des souffrances qui les attendent; loin de les éclairer sur la funeste disposition qu'elles portent dans leur sein, il faudrait épaissir le bandeau qui cache à leurs yeux le danger, il faudrait leur cacher tous les symptômes d'un mal qui se ferait toujours connaître assez tôt, et entretenir s'il était possible jusqu'au tombeau l'espérance qui les soutient. Mais heureusement il n'en est pas ainsi : ceux qui peuvent être atteints de phthisie ne sont pas voués à une mort inévitable et prématurée; le germe de la maladie peut ne pas se développer, et les secours de l'art contribuent beaucoup à cet heureux résultat. On voit souvent des personnes chez lesquelles tout annonçait une disposition à la phthisie, et qui n'en sont jamais atteintes, grâces aux précautions auxquelles elles se sont soumises à temps; d'autres, qui éprouvaient déjà les premiers symptômes de cette maladie, ont dû le rétablissement de leur santé aux soins éclairés de la médecine.

Il est donc nécessaire de leur inspirer un salutaire effroi, en leur mettant devant les yeux le danger qui les menace, et qu'il leur est possible d'éviter. C'est dans ce but que je leur fais connaître les premiers symptômes de la phthisie, afin qu'ils ne soient pas pris au dépourvu; c'est le signalement de leur ennemi que je leur donne, pour qu'ils puissent le reconnaître du plus loin qu'ils l'apercevront.

S'il est important de découvrir le mal dès qu'il se montre, et de s'opposer à ses progrès, il est encore bien plus avantageux de l'empêcher de naître. Mais ce résultat, si désirable, dépend beaucoup plus du malade que du médecin; en effet, quand on croit jouir d'une santé parfaite, quand rien ne semble annoncer l'approche d'une maladie, on est peu disposé à prendre les conseils de la médecine; et c'est pourtant alors que les personnes menacées de phthisie doivent se soustraire à une foule de causes qui peuvent détruire leur apparente santé, et développer le germe de la maladie. Il est donc bien utile de faire connaître les signes qui annoncent une disposition à la phthisie, et les causes qui peuvent faire naître cette maladie. Tel est le but que je me suis proposé dans l'ouvrage que j'offre au public. Il existe sans doute un grand nombre de livres sur la phthisie; mais ils sont écrits pour les médecins:

eux seuls peuvent les lire et les consulter avec fruit ; j'écris, au contraire, pour les personnes étrangères à la médecine. Je m'adresse surtout aux pères et aux mères de famille ; car c'est dans l'enfance et la jeunesse qu'il convient de prendre le plus de précautions contre cette maladie, et qu'on peut le faire avec le plus de succès.

J'espère qu'éclairées par ces avis, les personnes du monde connaîtront mieux les dangers auxquels elles s'exposent souvent par ignorance ; qu'elles négligeront moins des indispositions légères en apparence, mais qui leur deviennent bientôt funestes ; et qu'enfin, dès l'apparition des premiers symptômes de la phthisie, elles se hâteront de la combattre, sans attendre que ses progrès l'aient rendue tout-à-fait incurable. C'est ainsi que je me flatte de contribuer un peu à diminuer le nombre des victimes de cette terrible maladie.

AVIS

AUX PERSONNES MENACÉES

DE PHTHISIE PULMONAIRE.

Fréquence et dangers de la Phthisie pulmonaire.

PHTHISIE pulmonaire est le nom consacré en médecine, de la maladie connue vulgairement sous les noms de *mal de poitrine*, de *pulmonie*, et d'*étisie*, quand les malades sont dans un état de maigreur extrême; ceux qui en sont atteints sont nommés *pulmoniques* ou *poitrinaires*, et *phthisiques* par les médecins.

Personne n'ignore que la phthisie est une maladie très-fréquente, et qu'elle porte le deuil dans toutes les classes de la société; mais on ne sait pas en général jusqu'à quel point elle étend ses ravages.

La phthisie pulmonaire se montre surtout dans les pays froids et humides. C'est en Angleterre où elle fait le plus de victimes : la Hollande et le nord de la France partagent avec l'Angleterre ce triste privilége.

Elle a été connue dans tous les temps ; mais elle semble devenir plus redoutable à mesure que la civilisation fait des progrès et que la population augmente. C'est surtout dans les villes comme Londres et Paris, où les hommes se pressent et s'entassent, que cette maladie est devenue un véritable fléau. Elle frappe surtout ses victimes à l'âge où elles sont le plus attachées à la vie, où elles laissent après elles le plus de regrets; cependant la vieillesse ne met pas à l'abri de ses coups.

La phthisie est aussi funeste à l'Europe, que la peste et la fièvre jaune à l'Asie et à l'Amérique: ces deux fléaux inspirent plus de terreur, parce que leur marche est plus rapide et leurs symptômes plus effrayans; mais ils n'exercent leurs ravages que pendant un temps limité, après quoi ils s'affaiblissent et disparaissent quelquefois pour plusieurs années; la phthisie, au contraire, règne sans interruption; les secours de la médecine affaiblissent et tendent à détruire la peste et la fièvre jaune; toutes les ressources de l'art ont échoué contre la phthisie pulmonaire : la mort est son inévitable résultat, quand elle est tout-à-fait confirmée. Il semble même que plus les progrès des sciences et des arts tendent à augmenter la population, plus cette maladie frappe de victimes, comme si elle était destinée à maintenir entre la vie et la mort cet équilibre qui est une des lois de la nature. Les tables de mortalité prouvent qu'à Paris, sur cinq personnes, il en meurt une de phthisie pulmonaire ; et le tiers des malades reçus dans les hôpitaux, est composé de phthisiques.

Ce qui contribue encore à rendre cette maladie plus redoutable, c'est qu'à son début elle semble à peine une légère indisposition ; les personnes dont elle menace la vie, ignorent longtemps leur danger ; elles négligent le mal quand il pourrait encore être combattu avec succès, et ne réclament du secours que lorsqu'il est devenu inutile.

Signes qui annoncent une disposition à la Phthisie Pulmonaire.

La phthisie dépend toujours d'une disposition particulière du poumon, qui fait que, sous l'influence de certaines causes, la maladie se déclare : ceux qui n'ont pas reçu ce funeste privilège, peuvent s'exposer impunément à toutes ces causes qui déterminent chez eux d'autres maladies, mais jamais la phthisie du poumon.

Cette disposition peut être héréditaire : l'expérience prouve chaque jour d'une manière malheureusement trop évidente, que cette maladie est une de celles qui peuvent se transmettre de génération en génération. Les enfans d'un père ou d'une mère phthisique, éprouvent, à l'âge où leurs parens ont succombé, tous les symptômes de la même maladie; tous les enfans d'un même père sont quelquefois enlevés l'un après l'autre au même âge, et avec des circonstances tout-à-fait semblables. Pour arrêter cette funeste transmission, des médecins et des législateurs ont même proposé d'interdire le mariage aux personnes menacées de phthisie pulmonaire; une pareille loi serait certainement dans leur intérêt; on a craint cependant d'ajouter à leur malheur, en ayant l'air de les frapper d'une espèce de réprobation. Mais ce que la loi leur permet, la médecine doit le leur défendre, dans l'intérêt de leur santé et de leur vie : en se résignant au célibat, les personnes menacées ou déjà atteintes de phthisie, peuvent prolonger très-long-temps leur existence; si elles se marient, au contraire, elles hâtent d'une manière terrible les progrès de leur maladie; et quel triste héritage elles préparent d'ailleurs aux fruits de leur union! Ne vaut-il pas mieux pour elles, se priver du plaisir de les voir naître, que de leur transmettre, avec la vie, le poison qui doit les flétrir dès le printemps?

Si les parens phthisiques doivent toujours craindre de donner le jour à de nouvelles victimes, les enfans dont le père ou la mère a succombé à la phthisie, ne doivent cependant pas se croire voués à une mort certaine ; s'il en était ainsi, la phthisie dépeuplerait bientôt les contrées où elle règne. L'expérience fait voir que de parens malades peuvent naître des enfans très-sains ; de plusieurs enfans d'un phthisique, quelquefois aucun n'est atteint de cette maladie ; quelquefois les uns y succombent, tandis qu'il n'en existe aucune trace chez les autres. Ceux qui sont menacés de ce funeste héritage doivent donc veiller attentivement sur leur santé, écarter avec soin toutes les causes de la phthisie qui agiraient sur eux bien plus efficacement que sur d'autres ; mais il ne faut pas qu'ils se regardent comme des victimes d'une fatalité inévitable.

Dans d'autres cas plus nombreux, la prédisposition à la phthisie ne dépend pas de l'hérédité : elle se montre chez des enfans dont les parens n'ont jamais offert aucune trace de cette maladie. On ignore en quoi consiste cette malheureuse disposition ; mais on a remarqué, chez la plupart des personnes menacées de phthisie, certains signes extérieurs, une habitude générale du corps qui peuvent servir à la faire reconnaître.

Les enfans qui ont eu des maux d'yeux très-fréquens et des éruptions croûteuses à la tête, sont ordinairement plus sujets que d'autres à la phthisie ; leur peau est blanche, transparente et comme satinée, leurs cheveux d'un blond clair, leurs cils très-longs ; ils grandissent plus vîte que les autres, mais leurs membres sont grêles et délicats; leur physionomie est souvent agréable et spirituelle, leurs yeux bleus, leur regard tendre et timide; ils sont remarquables par la beauté de leur teint, et chez eux les pommettes sont surtout fortement colorées.

Enfin quand leur croissance est achevée, ils sont en général grands et minces; ils ont le cou allongé, le dos un peu voûté, les omoplates font en arrière deux saillies très-prononcées, la poitrine est étroite, les chairs qui la couvrent, chez l'homme, sont molles et peu épaisses; chez la femme les mamelles sont peu développées; les joues sont très-colorées vers les pommettes, et présentent comme des stries et des vergetures; les hommes ont peu de barbe, les gencives sont pâles et molles, les dents quelquefois d'un blanc bleuâtre et irrégulièrement placées.

C'est surtout parmi les enfans menacés de phthisie qu'on observe les rachitiques ou *noués*, comme on le dit vulgairement, c'est-à-dire ceux qui, par suite du ramollissement des os, deviennent bossus et contrefaits. Ces enfans sont aussi sujets à l'engorgement des glandes du cou, et aux autres maladies connues sous le nom d'humeurs froides et de scrophules.

Le moral des poitrinaires est souvent aussi remarquable que leur physique : chez les enfans, les facultés intellectuelles se développent de bonne heure; ils parlent plus tôt que les autres; ils se font admirer de leurs parens par leurs réparties fines et spirituelles; c'est parmi eux que l'on rencontre ces petits prodiges qui étonnent par leur intelligence et leur savoir prématurés, et dont on a coutume de dire avec raison qu'*ils ont trop d'esprit pour vivre long-temps.*

Tous ces caractères, tant physiques que moraux, ont été observés un grand nombre de fois : ils annoncent une disposition à la phthisie pulmonaire avec assez de certitude pour qu'on veille avec soin sur les personnes qui les présentent; mais ils ne sont pas infaillibles : on les observe de la manière la plus tranchée chez beaucoup de gens qui parviennent à une vieillesse très-avancée sans jamais éprouver aucun symptôme de phthisie du poumon. D'un autre côté, il n'est pas rare de voir succomber à cette maladie des personnes chez lesquelles aucun signe ne semblait annoncer une disposition à la phthisie, des hommes robustes, à poitrine large, à cheveux noirs, aux chairs fermes et développées.

Causes de la Phthisie.

Que la disposition à la phthisie soit ou non héréditaire, elle peut exister pendant très-long-temps, quelquefois même pendant toute la vie, sans donner lieu à la phthisie, quand ceux chez qui elle existe savent éviter toutes les causes

2

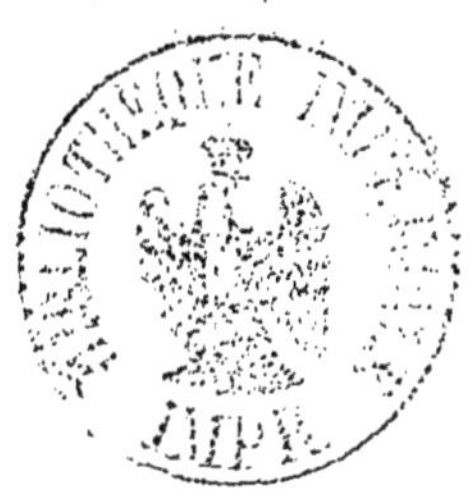

qui peuvent la faire naître : malheureusement elles sont très-nombreuses.

La contagion est rarement une cause de phthisie dans les climats tempérés ; cependant il arrive que, dans certaines circonstances, une personne est atteinte de cette maladie pour avoir approché de trop près un phthisique. Ainsi un époux qui partage le lit de son épouse, qui respire son haleine, peut être atteint du mal qui la tue : la vapeur qui s'exhale des crachats abondans d'un poitrinaire, peut porter la mort dans le sein de celui qui la respire. Un grand nombre de personnes se trouvent soumises à ces causes, sans qu'il en résulte aucun inconvénient; mais il suffit qu'elles aient été quelquefois funestes, pour que l'on cherche les moyens de s'en garantir. Les personnes qui donnent des soins aux phthisiques, doivent donc éviter de respirer de trop près leur haleine, ainsi que les vapeurs qui s'exhalent de leurs crachats, et quelquefois de tout leur corps, quand ils sont en sueur; elles doivent se laver souvent, et tenir leurs vêtemens très-propres; on renouvellera l'air dans l'appartement des malades, et on leur donnera tous les soins que la propreté exige; on videra et on lavera fréquemment le vase qui leur sert de crachoir. Ces précautions suffisent pour qu'on puisse leur prodiguer tous les secours, sans s'exposer au moindre danger.

Le froid et surtout le froid humide est une des causes les plus fréquentes des maladies du poumon, et de la phthisie en particulier; c'est pourquoi l'Angleterre, la Hollande et le nord de la France sont les pays où l'on observe le plus de phthisiques. Dans les contrées plus au Nord, où la température est habituellement très-froide, les habitans savent se mettre à l'abri des rigueurs de l'hiver : leurs maisons, leurs vêtemens sont faits de la manière la plus convenable pour se préserver du froid; mais, dans les pays tempérés comme la France, où la chaleur et le froid règnent pendant un temps à peu près égal, on ne sait se garantir ni de l'une ni de l'autre.

Ce sont les femmes surtout que les caprices de la mode exposent souvent à cette cause de maladie. Depuis long-temps on les avertit du danger qui les menace; des voix plus éloquentes que la mienne se sont élevées contre des modes pernicieuses, et, il faut l'avouer, les conseils de la raison ont été en partie écoutés : les femmes ne s'exposent plus à moitié nues aux atteintes du froid; mais, trop souvent encore elles en ressentent la funeste influence. C'est principalement sur la poitrine, le dos et les bras que l'impression du froid est dangereuse; les hommes couvrent ces parties, dans toutes les saisons, de vêtemens chauds et épais; les femmes, au contraire, toujours vêtues d'étoffes légères, découvrent surtout les parties supérieures du corps; aussi quand elles sortent des bals ou des théâtres dans un état de transpiration, excité par la chaleur de ces nombreuses réunions, leur poitrine est exposée presque nue au froid humide de la nuit; et que de familles ont à pleurer la perte de jeunes victimes qui ont trouvé la mort à la sortie de ces lieux, où elles venaient chercher le plaisir et le bonheur!

Le séjour dans les grande villes fait naître la phthisie pulmonaire, ou accélère ses progrès quand elle est déjà développée; on ne connaît pas bien la cause de ce phénomène: l'air est-il chargé d'un principe délétère qui échappe à nos recherches? Les alimens et les boissons contribuent-ils à ce triste résultat? Les hommes, en se rapprochant les uns des autres et en s'entassant dans un même lieu, donnent-ils naissance au germe de certaines maladies? On l'ignore; mais ce qui est certain, parce que l'expérience le prouve chaque jour, c'est que des personnes robustes et qui paraissent jouir de la meilleure santé, les enfans de l'Auvergne, par exemple, qui viennent dans la capitale se livrer à de rudes travaux, éprouvent souvent tous les symptômes de la phthisie peu de temps après leur arrivée à Paris. D'autres, qui étaient atteints déjà de cette maladie, sont rapidement entraînés au tombeau, quand ils viennent de la campagne à Paris; mais si, effrayés des progrès du mal, ils vont de nouveau respirer l'air bienfaisant de leur patrie, la phthisie suspend son cours, et ne marche plus que lentement vers sa fin.

On a fait une autre observation qui a beaucoup de rapport avec le phénomène dont nous venons de parler : c'est que les bestiaux, et surtout les vaches, qui sont enfermés et nourris dans des étables à Paris, meurent presque tous de phthisie pulmonaire.

On pourrait peut-être aussi attribuer à des causes morales la fréquence de la phthisie dans les grandes villes : c'est là que fermentent toutes les passions, c'est là que tous les intérêts se froissent avec le plus de violence, c'est là qu'on observe ces grands revers de fortune qui écrasent des familles entières ; il en résulte des chagrins profonds et incurables, causes puissantes de toutes les maladies et de la phthisie en particulier.

Toutes les passions tristes doivent être rangées au nombre des causes de la phthisie. On voit souvent des enfans très-jeunes devenir jaloux d'un autre enfant : j'en ai vu un jaloux de son propre portrait; ce sentiment, qui devrait être étranger à de si jeunes cœurs, s'y montre, au contraire, dans toute sa violence ;

ces petits malheureux deviennent tristes, perdent l'appétit, si on ignore la cause de ce changement, ils maigrissent rapidement, et souvent la phthisie se déclare, et les fait périr.

Le Docteur Laënnec, qui s'est beaucoup occupé des maladies du poumon, cite un fait très-remarquable pour prouver l'influence des affections tristes sur la production de la phthisie pulmonaire; il a donné des soins pendant dix ans à une communauté de religieuses à Paris. «L'esprit dans lequel on dirigeait ces religieuses, dit-il, produisaient des effets aussi fâcheux que surprenans. Non-seulement on fixait habituellement leur attention sur les vérités les plus terribles de la Religion; mais on s'attachait à les éprouver par toutes sortes de contrariétés, afin de les faire parvenir, dans le plus court espace de temps à un entier renoncement à leur propre volonté. L'effet de cette direction était le même chez toutes. Au bout d'un ou deux mois de séjour dans cette maison, les règles se supprimaient, et un mois ou deux après la phthisie était manifeste.» Presque toutes celles qui, par les conseils de M. Laënnec, quittèrent cette terrible maison, recouvrèrent la santé; toutes les autres périrent; et dans l'espace de dix ans, la communauté fut renouvelée deux ou trois fois, par la perte successive de tous ses membres, à l'exception d'un très-petit nombre qui, se livrant aux soins du jardin ou aux affaires du dehors, avaient plus de distractions.

Les deux sexes ne sont pas également sujets à la phthisie pulmonaire; les femmes, dont la part est déjà si grande dans les maux qui nous affligent, sont encore les victimes les plus fréquentes de la phthisie. Nous avons déjà fait connaître une des causes qui contribuent à ce résultat : c'est leur manière de se vêtir qui les expose à souffrir de toutes les variations de température. D'autres causes peuvent servir encore à expliquer cette malheureuse préférence.

Chez les femmes, en général, la sensibilité est bien plus exquise que chez l'autre sexe; elles goûtent tous les plaisirs bien plus vivement que nous; mais toutes les impressions pénibles sont aussi pour elles plus douloureuses, puisque la sensibilité est la cause et la mesure du plaisir et de la douleur. La contrainte où les retiennent les lois de la société; la nécessité où elles se trouvent de renfermer en elles-mêmes leurs sentimens et leurs désirs, dans l'âge surtout où ils sont le plus vifs, contribuent encore à rendre plus active cette sensibilité qui leur est naturelle. Aussi quel trouble produit dans tout leur être la plus légère impression! La même cause qui serait sans effet sur un homme robuste, produira chez une femme de profonds désordres.

Tout le monde connaît l'influence des passions sur nos organes : une grande frayeur, un accès de colère, l'émotion produite par un malheur inattendu, peuvent arrêter tout-à-coup la digestion, déterminer une attaque d'apoplexie et même la mort. Les passions n'ont pas souvent un effet si prompt et si évident; mais elles agissent sourdement sur l'économie. Voyez cet homme en proie au chagrin, cette jeune fille tourmentée par un amour sans espoir : leur physionomie annonce leurs souffrances; toutes leurs fonctions sont troublées; ils dépérissent, comme si un ver rongeur s'appropriait la substance destinée à les nourrir. Ces mêmes causes peuvent déterminer dans le poumon, qui est un des organes les plus importans, les altérations qui constituent la phthisie pulmonaire.

Une des causes qui contribuent le plus à exalter la sensibilité chez les femmes, c'est la lecture des romans portée à l'excès : ce goût peut n'être d'abord qu'une distraction agréable; mais souvent aussi, séduites par le charme du sujet, par les sentimens tendres qu'elles y trouvent exprimés, les jeunes femmes se font un besoin de ce genre de lecture, et ce besoin dégénère bientôt en une véritable passion. Alors, oubliant tout pour la satisfaire, elles se renferment dans leur appartement, et passent même les nuits à dévorer leurs livres chéris. Le système nerveux est dans un état d'exaltation continuelle, le cerveau, toujours occupé des mêmes idées, ne peut plus présider aux autres fonctions de l'économie : elles se troublent, et le poumon est un des organes qui souffre le premier de ce désordre.

La musique est sans doute un des arts les plus agréables et les plus innocens ; les femmes le cultivent avec tant de succès, et elles en empruntent elles-mêmes tant de charmes, qu'il serait injuste et inutile de vouloir les en priver ; mais l'abus de ses plaisirs n'est pas sans danger pour elles. La musique exerce une puissante influence sur nos sens, sur notre imagination et sur tous nos organes. Qui ne s'est pas senti attendrir et porter à la mélancolie, par les accens plaintifs de la romance? Quelle jeune fille peut entendre sans tressaillir les vifs accords de la contredanse et de la walse? Et si les sons d'une musique guerrière viennent frapper l'oreille d'un jeune homme, il redresse la tête, prend un air martial, et sent naître dans son cœur le feu du courage et de l'audace.

Mais la musique produit surtout un effet extraordinaire sur les personnes d'un tempérament nerveux, et en particulier sur les femmes : il en est que des accords harmonieux font tomber dans une espèce d'extase ou de véritable délire ; on en a vu, dans les salles de spectacle, pousser malgré elles des cris et des sanglots. Le célèbre Hallé dit avoir connu une dame excellente musicienne et très-sensible, qui ne pouvait pas exécuter un certain morceau de musique sans éprouver une perte de sang très-considérable. Il est donc facile de concevoir que des sensations si vives et un trouble si grand du système nerveux, puissent produire de grands désordres ; c'est ce qui arrive surtout quand elles sont trop souvent répétées.

Outre cet effet général sur l'économie, la musique chantée en exerce un particulier sur le poumon. C'est le poumon qui fournit l'air nécessaire à la parole ; le chant, qui emploie une plus grande quantité d'air à la fois, augmente l'action de cet organe et le fatigue ; l'exercice forcé de la voix, dans un âge surtout où le poumon n'a pas acquis toute sa force, peut donc lui être funeste. Cette cause serait encore bien plus puissante, s'il existait déjà quelques signes de la phthisie.

La vie sédentaire des femmes peut être aussi regardée comme une des causes qui fait que la phthisie pulmonaire est plus fréquente chez elles que chez les hommes. Cette maladie, en effet, est extrêmement commune dans les couvens de femmes. Madame de Sévigné attribuait la plupart des maux de son sexe à l'usage *d'avoir toujours le cul sur selle.* Les femmes du monde se lèvent au milieu du jour, et prolongent la journée jusque bien avant dans la nuit : enfermées dans les salles de bal ou de spectacle, elles respirent un air épais et chargé de la fumée qui se dégage des quinquets ou des bougies ; comment le poumon, qui reçoit un tel air, n'en souffrirait-il pas ?

Enfin nous devons signaler une autre cause de phthisie bien plus meurtrière encore, c'est l'usage des corsets à baleines. Il est certainement sans danger, il est même utile que les femmes portent un vêtement destiné à soutenir la gorge et le ventre ; un tel corset, d'une étoffe un peu ferme, conserve la forme du sein, et s'oppose au relâchement et à la chute des organes contenus dans l'abdomen. C'est ainsi qu'aux Indes les Bayadères laissent leurs seins continuellement couverts d'un léger réseau, qui sans être aperçu en conserve long-temps la fermeté et la fraîcheur ; mais elles se gardent bien de s'enfermer dans une cuirasse qui les priverait de leur souplesse et de leur grâce, et qui, en comprimant leur sein, changerait ces deux globes élégans en une masse dont la vue offense l'œil le moins difficile.

La raison, par la bouche éloquente de Jean-Jacques, avait fait connaître le ridicule et le danger des corps de baleines ; les femmes s'étaient résignées à conserver les formes gracieuses que leur a données la nature. Mais la mode semble de nouveau l'emporter sur la raison et le bon goût; les femmes soumises à ses caprices, ou plutôt à ceux de leurs couturières, commencent à croire comme leurs aïeules, que le type de la beauté consiste à avoir le ventre le plus étroit possible, et le corps séparé en deux, à peu-près comme une fourmi ou une guêpe. Si cette mode n'était que ridicule, je n'aurais rien à en dire; mais elle exerce sur la santé des femmes la plus fâcheuse influence : je ne parlerai pas de la gêne que le corset fait éprouver à l'estomac, et des maux de tout genre qui en résultent; je ne dirai rien de ses fâcheux effets sur l'organe destiné à contenir le fœtus; je ne ferai connaître que ce qui a rapport à la phthisie pulmonaire. Si le corset n'était serré que de manière à maintenir les parties dans leur état naturelle, si les baleines placées devant et derrière pour l'empêcher de se plisser n'était ni trop fortes ni trop longues, il serait sans inconvénient; mais il n'en est pas ainsi dans le plus grand nombre des cas : le corset est garni de buscs d'acier et d'un grand nombre de baleines; les femmes un peu grasses veulent à tout prix paraître minces, et celles dont la taille est naturellement plus élancée, s'efforcent de l'amincir encore. Il en résulte que la poitrine est comprimée et rétrécie en tous sens, quelque fois d'une manière incroyable; le poumon, qui est renfermé dans la poitrine comme dans une cage, se trouve pressé de tous côtés; à chaque inspiration il est obligé de se dilater pour recevoir l'air qui vient du dehors; s'il est gêné dans ses mouvemens, la respiration est incomplète et haletante, le poumon s'engorge et se remplit de sang; de là les crachemens de sang et tous les autres phénomènes de la phthisie pulmonaire.

C'est surtout chez les jeunes personnes que l'usage des corsets est dangereux : dans un âge où la croissance n'est pas achevée, le corps a besoin de toute sa liberté pour se nourrir et s'étendre en tous sens; s'il est, au contraire, retenu dans des entraves continuelles, il souffre et dépérit. A l'époque de la puberté, la poitrine s'élargit; mais si elle est comprimée dans un corset, la nature ne peut pas opérer ce développement nécessaire; la respiration, qui contribue tant à la vie, ne se fait pas avec une entière liberté : comment la santé n'en souffrirait-elle pas? La face pâlit, les yeux perdent leur vivacité et leur éclat, les lèvres se flétrissent, une petite toux sèche et des crachemens de sang annoncent le mal terrible qui bientôt entraîne dans la tombe la jeune imprudente. Aussi, dans ces lieux consacrés à la mort, sur combien de tristes monumens ne pourrait-on pas écrire : *victime à quinze ans de la mode insensée.*

Aucun âge ne met à l'abri de la phthisie pulmonaire : des enfans en ont été atteints dans le sein de leur mère, et des vieillards plus qu'octogénaires y ont succombé; mais ces cas font exception, et cette maladie est beaucoup plus fréquente depuis l'âge de quinze ans jusqu'à celui de trente-cinq.

Plusieurs causes contribuent à ce résultat : l'époque où les deux sexes perdent le caractère commun de l'enfance, pour se parer des attributs qui vont les constituer réellement homme ou femme, est une époque de trouble et d'orages: la nature emploie toutes ses forces pour opérer cette grande révolution; mais souvent elle succombe au milieu de ses efforts. C'est chez les femmes surtout que l'âge de la puberté est une cause fréquente de maladies, et de la phthisie en particulier : l'organe qui se développe à cette époque est lié par une étroite sympathie avec le poumon ; l'un participe à tous les désordres dont l'autre peut être le siége ; si le sang ne suit pas la route qui lui est ouverte, il reflue vers le poumon, et devient une cause de maladie. Les accidens nombreux qui peuvent retarder ou déranger la menstruation chez les jeunes filles, peuvent donc, dans certains cas, déterminer la phthisie.

Cet âge est aussi celui de la plus grande croissance : il arrive quelquefois qu'à la suite de la petite vérole ou de toute autre maladie, le corps prend tout-à-coup un accroissement très-considérable, surtout en longueur : cette croissance si rapide ne peut se faire qu'aux dépens de la force et de la santé de tous les organes, et elle devient souvent une cause de la phthisie du poumon.

Ce qui contribue plus que tout le reste à rendre si dangereuses ces vingt années de la vie, ce sont les passions qui se montrent alors dans toute leur violence. Elles exercent à cet âge un empire presque absolu, et pour les satisfaire le sacrifice de la santé, de la vie même, est compté pour rien : *courte et bonne*, telle est la devise d'un grand nombre de jeunes gens ; mais leur attente est souvent trompée : leur vie est courte, il est vrai, mais elle est mauvaise ; car elle est empoisonnée par les maladies et les regrets.

Les uns, placés au milieu de toutes les jouissances, ne sont embarrassés que du soin de les varier et de les rendre plus piquantes ; leur santé est échangée avec joie contre un plaisir vif et nouveau.

Les autres, moins portés aux plaisirs, ou placés trop loin d'eux par la fortune, donnent au travail toute l'activité de leur âge ; pressés de se tirer de la foule où le sort les a jetés, ils prolongent par des veilles les journées qui leur semblent trop courtes pour leurs travaux. Par malheur ils succombent souvent à leurs efforts avant d'en avoir obtenu le prix.

Les excès en tout genre sont toujours dangereux ; mais parmi les passions il en est une dont l'empire est bien plus étendu que celui de toutes les autres; les deux sexes lui sont également soumis, et elle règne sur toutes les conditions. Il est inutile de la nommer, et chacun se rappelle ces deux vers de Voltaire :

> Qui que tu sois, voici ton maître:
> Il l'est, le fut, ou le doit être.

Destinée par son puissant attrait à perpétuer l'empire de la vie, elle devient trop souvent une cause de mort ; on est loin d'exagérer en disant que le tiers de ceux qui succombent à la phthisie, meurent victimes des plaisirs de l'amour.

L'abus de ces plaisirs est un des fléaux des peuples civilisés. Il n'a été donné à l'homme qu'une certaine somme de vie : il ne peut en faire part à d'autres êtres, sans que la sienne ne soit diminuée d'autant. Les insectes, qui n'ont qu'un souffle de vie, meurent aussitôt après avoir assuré l'existence de leur espèce : l'homme ne cesse pas de vivre ; mais il use promptement sa vie. Aussi ceux qui abusent des plaisirs attachés à la reproduction de l'espèce, présentent, dans l'âge mûr, tous les caractères de la vieillesse : tous les sens s'affaiblissent, la mémoire se perd, les mouvemens sont lens et difficiles, l'activité se change en langueur et en indifférence, la gaîté en triste mélancolie.

Si les excès en ce genre sont funestes à ceux même dont la santé est parfaite, l'usage seul de ces plaisirs est dangereux et souvent mortel pour les personnes menacées de phthisie. Leur portion de vie n'est pas assez considérable pour la partager avec d'autres êtres. Une autre cause encore explique le danger qui les menace. Les organes de la génération sont liés par une étroite sympathie avec le poumon et les autres organes de la voix; c'est ce qui est sensible pour tout le monde, puisqu'on entend la voix changer et baisser d'une octave chez l'homme à l'époque de la puberté; puisque la voix des eunuques perd son caractère mâle, et reprend celui de l'enfance, phénomène que des hommes n'ont pas craint de mettre à profit pour leurs plaisirs; la fatigue d'un de ces organes est donc ressentie par l'autre, et l'expérience prouve, en effet, que les plaisirs de l'amour hâtent d'une manière effrayante la consomption du poumon. Malheureusement les personnes atteintes de cette maladie sont plus portées à s'y livrer que les autres hommes.

Les mariages précoces déterminent souvent la phthisie pulmonaire chez des personnes qui sans cette cause n'en auraient pas été atteintes.

On marie des hommes et le plus souvent des femmes, ou plutôt des enfans dont la croissance n'est pas encore achevée; on veut que des êtres encore imparfaits donnent la vie à d'autres êtres; mais les lois de la nature ne sont pas impunément méprisées; ils succombent, et les enfans qui leur coûtent la vie traînent eux-mêmes une existence faible et languissante. Si les jeunes femmes mariées avant l'âge résistent aux fatigues du mariage et de l'accouchement, l'allaitement offre encore pour elles un nouveau danger : cette nourriture qu'elle fournissent à leurs dépens pendant un temps toujours assez long, épuise promptement leurs forces. Cette cause de phthisie n'est pas seulement à redouter pour les femmes trop jeunes, toutes celles qui ont quelque disposition à cette maladie doivent craindre aussi de s'y exposer.

Si les plaisirs de l'Amour peuvent être funestes, quoiqu'ils remplissent le vœu de la Nature, combien les jouissances solitaires ne sont-elles pas plus dangereuses? Ce vice déplorable est une des principales causes qui rendent la phthisie presque épidémique dans les grandes villes ; car il règne dans les lieux où sont rassemblés un grand nombre de jeunes gens de l'un ou de l'autre sexe, et précisément à l'âge où il peut leur être le plus fatal; les personnes étrangères à la médecine ne peuvent se faire une idée des ravages qu'il exerce parmi les jeunes gens de douze à vingt ans; car non-seulement les pensions des deux sexes, les séminaires, les couvens de femmes en sont infectés; mais il se glisse jusque sous le toit paternel. Combien de jeunes filles trompent jusqu'à l'œil si attentif d'une mère! Il n'est pas rare de voir des enfans de quatre ou cinq ans se livrer à des manœuvres qui déterminent la phthisie du poumon; si ces petits malheureux ne meurent pas promptement dans un état d'étisie et d'idiotisme. Mais c'est à l'âge de douze à quatorze ans chez les femmes, et un peu plus tard chez les garçons, que cette cause est surtout à redouter. A cette époque, les jeunes filles perdent leur naïve assurance et leur gaîté; elles deviennent timides et rêveuses; une vague inquiétude les tourmente; elles pleurent sans sujet; les jeux de leur âge n'ont plus de charmes pour elles; elles fuient leurs parens et leurs compagnes, et recherchent la solitude où les entraîne une douce mélancolie. Alors, si des conversations imprudentes, si la lecture des romans ont éclairé leur esprit d'une lumière précoce et funeste, ce besoin d'aimer, cette nouvelle source de bonheur que la nature faisait naître dans leur sein est épuisée et tarie avant le temps. Une idée fixe les obsède et les poursuit en tous lieux, leur imagination la caresse sans cesse et l'embellit de tous ses charmes ; elles la retrouvent la nuit dans leurs songes, et leurs cœurs embrasés de désirs, cherchent des plaisirs solitaires qu'embellit de sa présence un fantôme adoré.

Ce vice, moins commun peut-être chez les garçons, leur est plus funeste, parce qu'il les épuise plus promptement. Voyez ces jeunes gens pâles et défaits, au regard triste et abattu, à la voix cassée et obscure, à la démarche traînante, ils ne sont plus que l'ombre d'eux-mêmes ; aussi incapables de penser que d'agir, la moindre affaire les fatigue, le plus petit événement les effraye. Au milieu de ce dépérissement général, c'est le poumon qui est atteint le premier, parce qu'à cet âge c'est lui qui est le plus disposé aux maladies.

Si l'âge influe beaucoup sur la production de la phthisie, certains genres de vie, certaines professions déterminent aussi cette maladie. En général ceux qui se livrent à des travaux très-pénibles, ceux qui, dans les grandes villes, sont entassés dans des logemens étroits et mal aérés, qui n'ont pour réparer leur forces qu'une nourriture insuffisante et malsaine, ceux enfin qui se trouvent aux prises avec la misère, sont les plus nombreuses victimes de la phthisie. Mais à l'autre extrémité de la société, ceux qui ont presque renoncé à l'usage de leurs membres, qui ne sortent pas de leurs appartemens ou de leurs voitures, qui jouissent et abusent de tous les plaisirs, qui cherchent à réveiller leurs appétits blasés par les assaisonnemens les plus piquans et les plus variés, ceux enfin qui sont en proie à l'oisiveté de l'opulence, succombent souvent aussi à la phthisie pulmonaire ; en sorte que la santé, comme les vertus et le bonheur, semble être principalement l'apanage de la classe moyenne de la société.

Toutes les personnes qui sont obligées de parler long-temps et avec force, sont plus que d'autres exposées aux maladies du poumon, il en est de même des chanteurs et des joueurs d'instrumens à vent. Grétry chantait sa musique en la composant, et chaque composition nouvelle était suivie d'un crachement de sang.

L'exercice forcé de la voix est encore plus dangereux s'il a lieu en plein air et sur un ton très-élevé et soutenu ; aussi les chanteurs des rues et tous les crieurs publics sont-ils très-sujets aux maladies du poumon. Un grand nombre de marchands de vieux habits meurent dans les hôpitaux de phthisie pulmonaire.

Les professions dans lesquelles les membres supérieurs font un violent exercice, disposent à la phthisie. Les boulangers qui soulèvent et pétrissent de grandes masses de pâte, les maîtres d'armes et les amateurs de l'escrime, à cause de leurs violens efforts et des coups qu'ils reçoivent souvent sur la poitrine, sont sujets aux crachemens de sang, et succombent assez souvent à la phthisie. Cette maladie est encore assez fréquente parmi les tisserands, les cordonniers, les fabricans de bas, etc.: toutes ces professions exigent un usage continuel des bras et des muscles de la poitrine; et de plus leur position, demi-fléchie, en avant, exerce sur la poitrine une compression permanente, qui à la longue produit de très-fâcheux effets.

D'autres personnes dont la profession ne semble pas d'abord devoir les exposer aux maladies du poumon, y sont cependant très-sujettes; un grand nombre de danseurs, par exemple, meurent phthisiques : c'est que dans les efforts auxquels ils se livrent, les organes de la respiration éprouvent une gêne continuelle et quelquefois très-forte; on voit des danseurs tomber presque suffoqués à la suite d'un pas difficile qui exige de grands efforts, quoique déguisés par leur grâce et leur agilité.

Une autre espèce de cause rend certaines professions dangereuses, celles par exemple, de boulanger, de plâtrier, de tailleur de pierres, d'amidonniers, de parfumeurs et d'autres encore, qui exposent ceux qui les exercent à respirer continuellement un air chargé de poussières plus ou moins fines : ces corps étrangers irritent les conduits du poumon, provoquent la toux et des crachemens de sang ; c'est ce qui arrive surtout chez ceux qui respirent la poussière du plâtre ou de la pierre. Les poussières végétales sont moins dangereuses ; cependant on remarque que les boulangers sont en général maigres, pâles et très-souvent attaqués de phthisie : c'est que chez eux il faut joindre à cette cause les fatigues qu'ils éprouvent, et dont nous avons déjà parlé, et la nécessité où ils sont de travailler la nuit et de se reposer le jour. Les plumassiers, les tondeurs de peaux de lapins, les cardeurs de matelas, etc. sont aussi placés au milieu d'une athmosphère pulvérulente qui produit souvent de funestes effets sur leurs poumons.

Les personnes qui sont exposées aux émanations métalliques, comme les doreurs sur métaux, les bijoutiers en faux, etc. ; celles qui respirent des vapeurs acides ou alcalines, sont plus souvent que d'autres, attaquées de phthisie pulmonaire.

Enfin, la vie trop sédentaire est une cause fréquente de phthisie. L'homme n'est pas fait pour vivre enfermé dans un appartement, et c'est toujours aux dépens de sa santé qu'il viole les lois que la nature lui a imposées. Il faut que tous les organes remplissent les fonctions auxquelles ils ont été destinés, sans quoi l'équilibre général est détruit, et la santé s'altère. L'exercice modéré imprime à tous le corps un mouvement nécessaire ; la circulation est accélérée et le sang se distribue plus rapidement dans toutes les parties. Chez les personnes au contraire qui vivent dans leur cabinet, le défaut d'exercice fait que le sang et les humeurs ne circulent que lentement, et les organes ne recevant pas le degré d'excitation convenable, remplissent mal leurs fonctions. Les gens de lettres et toutes les personnes qui se livrent avec ardeur aux travaux de l'esprit négligent trop souvent les exercices du corps ; pour ne pas interrompre leurs études chéries, ils restent des journées entières le corps penché sur leur bureau; ils ne respirent que l'air peu salubre de leur appartement. Le corps humain est formé d'un grand nombre de parties différentes, mais toutes solidaires entre elles; aucune ne peut augmenter ses forces et son activité sans diminuer celles de toutes les autres. Chez les gens de lettres, c'est le cerveau qui attire à lui toutes les forces de l'économie : toute la vie semble se concentrer sur cet organe ; aussi tous les autres languissent : les muscles qui restent dans l'inaction, sont maigres et sans force, les digestions sont lentes et douloureuses, la respiration est gênée, le ventre paresseux. Les travaux de l'esprit sont plus fatigans et surtout plus dangereux que ceux du corps; le peu de gloire que l'homme de lettres peut acquérir, est chèrement acheté par les maladies qui l'assiégent ;

et la phthisie pulmonaire entre autres, vient souvent interrompre sa carrière, et terminer ses rêves de gloire et de bonheur.

L'examen des causes de la phthisie fait en partie connaître pourquoi cette maladie est bien plus commune dans les grandes villes que dans les campagnes. L'habitant de la campagne est habitué dès l'enfance aux changemens de température, il supporte également l'ardeur du soleil et le vent glacé du nord. Le citadin, élevé dans une chambre bien close, est douloureusement affecté par la plus légère variation dans la température de l'air; il est certaines femmes qui, sans sortir de leur appartement, peuvent mieux que le baromètre annoncer les changemens de temps. On ne retrouve pas chez les gens de la campague cette sensibilité excessive qui fait de la moindre émotion une cause de maladie; les femmes n'y connaissent guère les maux de nerfs et les vapeurs. Le corps est plus vigoureux et plus exercé; aussi l'imagination est moins vive; elle n'éveille pas et n'exite pas les sens avant le temps marqué par la nature, et en général les plaisirs de l'amour ne viennent pas énerver des êtres dont l'accroissement n'est pas achevé. Les professions les plus dangereuses pour ceux qui les exercent n'existent pas à la campagne. La culture de la terre ne produit pas de maladies. Enfin, on ne voit pas aux champs ces deux extrêmes d'opulence et de misère qui dans les villes font mettre en doute les bienfaits de la civilisation : les uns ne sont pas entassés dans des réduits obscurs où l'air leur est mesuré, ne sont pas réduits à vivre des débris de la table du riche, à se contenter d'une boisson malsaine, au lieu du vin qui abonde en France, mais que le fisc leur défend de boire ; les autres ne sont pas tourmentés par l'ennui et par la satiété de tous les plaisirs, n'altèrent pas leur santé par les excès de la table et l'abus de toutes les jouissances. Mais tous respirent un air pur, tous peuvent se procurer une nourriture simple, mais saine et abondante, tous entretiennent la vigueur du corps, et préviennent les maladies par un exercice journalier.

Il est certaines maladies qui hâtent le développement de la phthisie pulmonaire. Il faut mettre au premier rang les rhumes ou catarrhes : la phthisie se déclare si fréquemment à la suite de ces affections, qu'on a pu croire qu'elle la produisaient dans tous les cas, chez ceux mêmes qui n'avaient aucune prédisposition particulière; mais s'il n'en est pas ainsi, il est certain du moins, que chez les personnes disposées à la phthisie, les rhumes sont la cause qui détermine le plus ordinairement l'invasion de la maladie.

La phthisie se déclare souvent à la suite de la rougeole ou de la petite vérole ; ou si elle existait déjà, elle fait alors de rapides progrès.

La grossesse, au contraire, suspend la marche de la phthisie : tous les accidens diminuent et quelquefois même disparaissent entièrement; mais après l'accouchement ils se montrent avec une nouvelle violence, et font bientôt périr la malade.

Les maladies syphilitiques peuvent être rangées parmi les causes de la phthisie : c'est ce qui a lieu surtout chez les personnes qui ont contracté ces maladies à plusieurs reprises : les traitemens mercuriels qu'elles sont obligées de subir, contribuent beaucoup aussi à ce résultat.

Symptômes de la Phthisie.

Chez les très-jeunes enfans, voici les symptômes qu'on observe d'abord : une petite toux sèche, peu fréquente, souvent sans fièvre; l'enfant s'assoupit facilement, il devient triste et maigrit beaucoup; bientôt la toux augmente, et la fièvre se déclare. Il faut faire une grande attention à ces premiers signes; car si on les néglige, la maladie, à cet âge, marche avec une rapidité effrayante; on voit quelquefois des enfans périr au bout de deux ou trois mois. Les très-jeunes enfans, ceux-mêmes qui peuvent se faire entendre, ne se plaignent pas de la toux. Souvent l'amaigrissement est déjà très-prononcé, et ils continuent leurs jeux et ne perdent pas l'appétit. Il faut les examiner avec beaucoup de soin. C'est surtout le soir que la fièvre se déclare : on la reconnaît à de légers frissons, à la chaleur et à la sécheresse de la peau, à la vitesse des battement du pouls; si elle est de courte durée et peu intense, il faut quelquefois beaucoup d'attention pour la reconnaître.

Dans un âge plus avancé, les signes de la phthisie sont plus tranchés et plus faciles à apercevoir. Souvent, au début de la maladie, les personnes qui en sont atteintes ne peuvent faire une course un peu longue sans gagner un faible enrouement; et les pommettes de leurs joues se couvrent d'un vif incarnat, elles sentent de temps en temps et sans motif des bouffées de chaleur leur monter au visage; la paume de leurs mains est presque toujours le siége d'une chaleur incommode et d'une abondante transpiration.

Mais il est d'autres symptômes plus constans, et qui annoncent d'une manière plus certaine l'invasion de la phthisie. La toux est un des premiers à se montrer; presque toujours un ou plusieurs catarrhes ont précédé la phthisie. Les malades étaient très-sujets à s'enrhumer, et ils toussaient presque tous les hivers. Enfin une petite toux courte et sèche leur devient habituelle; mais elle est si peu fatigante qu'ils n'y font pas attention, et qu'on en voit même soutenir qu'ils ne toussent pas. Quelquefois c'est chez des personnes qui n'étaient pas plus sujettes que d'autres à s'enrhumer qu'une toux vive et sèche se déclare; elle est opiniâtre et fatigante, elle augmente le soir et pendant la nuit, et se calme un peu dans la matinée, parce qu'elle amène quelques crachats. Quand le mal a déjà fait des progrès, la cause la plus légère suffit pour augmenter la toux; les alimens, les boissons un peu excitantes, le moindre exercice ou le froid le plus léger, un peu d'élévation dans la voix provoquent des accès fatigans.

Au début de la phthisie les crachats ne diffèrent pas de ceux d'un simple catarrhe, et le médecin lui-même n'y peut découvrir aucun caractère particulier pour reconnaître la maladie.

Il est un autre phénomène qui accompagne la toux ou qui se déclare avant tout autre symptôme quand la santé ne paraît pas encore attérée, c'est le crachement de sang. Des crachemens de sang très-considérables, ne reviennent quelquefois qu'à des intervalles très-éloignés pendant lesquels la santé se rétablit tout-à-fait; les malades s'aveuglent alors sur le danger qui les menace : ils ne réclament aucun secours, ou refusent même de suivre les avis qui leur sont donnés. Les petits crachemens de sang habituels sont encore plus dangereux que ces grandes hémorragies qui s'arrêtent tout-à-coup.

Je n'insiste pas davantage sur ce point, parce que le crachement de sang est un des symptômes qui causent le plus de frayeur; presque tout le monde en connaît le danger, et dès qu'il se montre, on se hâte d'appeler les secours de la médecine. Il convient même de rassurer certaines personnes qui, pour avoir craché un peu de sang, se croyent vouées à la mort des phthisiques. Cet accident est sans doute fort grave, il doit exciter toute l'attention des personnes qui l'éprouvent, surtout si quelqu'autre signe annonce qu'elles sont menacées de phthisie pulmonaire; mais de nombreux exemples prouvent que l'on peut cracher le sang à plusieurs reprises, quelquefois même pendant tout le cours d'une très-longue vie, sans être jamais atteint de phthisie. Grétry, que j'ai déjà cité, fut sujet pendant toute sa vie aux crachemens de sang, et ne mourut pas de phthisie pulmonaire.

Les personnes disposées à la phthisie ressentent quelquefois des douleurs vagues dans différens points de la poitrine; mais quand le mal a déjà fait quelque progrès, la plupart se plaignent d'une douleur aiguë entre les deux épaules: elle devient de plus en plus vive à mesure que la maladie approche de sa fin. Cependant quelques phthisiques ne ressentent jamais aucune douleur dans la poitrine; chez presque tous la respiration est difficile et gênée, mais à un degré très-variable : la plupart ne peuvent respirer librement que couchés sur un côté, et jamais sur le dos; quelques-uns étoufferaient s'ils restaient couchés horizontalement; et on en voit même qui, pour respirer, sont obligés de se tenir courbés en avant, la tête penchée sur la poitrine : souvent aussi la voix est altérée, elle est rauque et voilée, ou bien elle s'affaiblit peu à peu, et finit par s'éteindre entièrement.

L'enflure des jambes est un autre phénomène qu'on observe aussi assez souvent chez les phthisiques.

Ces signes ne peuvent plus laisser de doute aux malades sur le danger qui les menace, et ils doivent appeler un médecin à leur secours. Celui-ci ne négligera pas l'examen des symptômes que nous venons de décrire : ils lui serviront à reconnaître la nature du mal; mais il pourra s'aider encore d'un autre moyen dont les personnes étrangères à la médecine ne pourraient pas faire usage; ce moyen est le cylindre en bois inventé par le docteur Laënnec : il sert à reconnaître l'état du poumon au moyen des différens sons qu'il transmet à l'oreille, et les signes qu'il fournit sont plus certains que tous les symptômes extérieurs.

Les accidens dont nous avons parlé jusqu'ici,

sont ceux qui se déclarent les premiers. A cette époque de la maladie, on peut encore, par des soins bien dirigés, arrêter sa marche et en espérer la guérison; mais si on néglige ces premiers symptômes, si on ne leur oppose pas les moyens les plus prompts et les plus convenables, bientôt il en paraît d'autres qui ne laissent que bien peu d'espoir. La fièvre se déclare : d'abord légère et à peine sensible pour le malade, elle le brûle bientôt de tous ses feux; les crachats deviennent très-abondans, et on peut alors y reconnaître le pus formé dans le poumon; des sueurs excessives épuisent les forces du malade; alors tous ses traits annoncent la gravité du mal qui le tue, le nez est effilé, les pommettes saillantes et colorées d'un rouge très-vif, les yeux brillans et d'un blanc bleuâtre, les joues caves, les lèvres flétries et rétractées; la maigreur devient effrayante; aussi les côtes et les omoplates paraissent saillantes, et les articulations semblent grossies; le ventre est aplati est rétracté; enfin une diarrhée que rien ne peut arrêter, amène la mort qui met fin à cet effrayant tableau.

La marche et la durée de la phthisie ne sont pas les mêmes dans tous les cas : les divers périodes de la maladie se succèdent quelquefois avec tant de rapidité, qu'elle se termine par la mort, deux ou trois mois après son invasion; le plus ordinairement elle dure de six mois à un an; enfin dans quelques cas assez rares, elle se prolonge pendant plusieurs années.

Moyens préservatifs et curatifs de la Phthisie.

Tous les soins du malade et du médecin doivent tendre à prévenir le développement de la maladie; car les chances de succès sont toujours bien plus nombreuses dans ce cas que dans ceux où la phthisie est déjà déclarée. Pour y parvenir il faut bien connaître tous les signes qui annoncent une disposition à cette maladie, et écarter toutes les causes qui pourraient développer le germe du mal; il vaut mieux prendre trop de précautions que d'en négliger quelques-unes.

Parmi les circonstances qui font craindre une disposition à la phthisie pulmonaire, il n'en est pas de plus importante que celle de l'hérédité; on ne peut donc veiller avec trop de soins sur la santé des enfans nés de parens phthisiques. Si c'est la mère qui offre quelques symptômes de la phthisie du poumon, elle doit renoncer à allaiter son enfant : cette précaution est aussi nécessaire pour elle que pour lui, car l'allaitement hâterait beaucoup les progrès du mal. On a beaucoup exagéré, sous le rapport de la santé, l'inconvénient de priver un enfant du lait de sa mère : sans doute quand celle-ci jouit d'une excellente santé, quand elle peut donner à son nourrisson tous les soins convenables : l'aliment que la nature a préparé est toujours le meilleur ; mais dans les grandes villes, à Paris surtout, où la santé des femmes est en général si débile et si exposée à de fréquentes altérations, où les affaires et les plaisirs leur permettent à peine de s'occuper de leurs enfans, il est souvent plus convenable de les faire élever à la campagne ; les inconvéniens qui peuvent résulter pour eux de l'usage d'un lait étranger, sont bien compensés par le bon air et la liberté dont ils jouissent. Dans le cas où la mère est menacée de phthisie, le choix ne peut plus être douteux : sa vie et celle de son enfant en dépendent. Il est inutile de dire qu'il faut examiner avec soin si la nourrice n'offre pas les signes de la même maladie, et choisir celle, au contraire, dont la santé paraît la plus florissante.

Ces enfans doivent être sevrés de bonne heure; l'allaitement prolongé ne ferait qu'entretenir la faiblesse naturelle de leur constitution, et ils ont besoin, au contraire, d'être soumis à tous les moyens qui peuvent la fortifier.

C'est surtout à l'époque où le corps prend un rapide accroissement, où, pour suffire à cette croissance, chacune de ses parties sont sans cesse renouvelées, que l'on peut espérer de changer la constitution; c'est donc pendant l'enfance et la première jeunesse que l'on doit s'efforcer de détruire la disposition à la phthisie, soit chez les enfans qui l'ont reçue de leurs parens, soit chez les autres qui présentent les caractères que nous avons indiqués. Pour obtenir ce résultat, il faut y faire concourir tous les moyens qui ont sur le corps une action constante et journalière : on élèvera les enfans à la campagne, afin qu'ils respirent un air pur et salubre. S'ils ne peuvent pas quitter la ville, on aura soin de les tenir habituellement dans un lieu bien aéré, on les promènera le plus souvent possible dans un jardin. L'exercice est le moyen le plus puissant de fortifier le corps, et il est surtout utile aux enfans; il faut dès leur naissance, laisser à tous leurs mouvemens la plus entière liberté, et à mesure qu'ils grandissent leur fournir tous les moyens de prendre un exercice proportionné à leurs forces. Les maillots, les vêtemens trop serrés doivent être proscrits. La vie sédentaire, le séjour trop prolongé dans un appartement seraient funestes aux enfans disposés à la phthisie ; c'est pourquoi les études assidues ne conviennent pas à cet âge. Les jeunes phthisiques sont ordinairement remarquables par leur esprit vif et précoce; on veut mettre à profit ces dispositions, et on les excite à l'étude; mais qu'on y prenne garde, ce sont de jeunes plantes qu'il ne faut pas trop se hâter de faire fleurir, si on ne veut bientôt les voir se faner et périr.

La nourriture de ces enfans doit être choisie parmi les alimens les plus nourrissans et de facile digestion : les bouillons gras, les viandes faites, les légumes frais, le fromage, l'eau rougie pour boisson leur conviennent; peu de laitage, de farineux, de pâtisserie; aucun excitant comme les alimens épicés, le vin pur, le café, les liqueurs : quelques parens croyent donner des forces à leur enfant en lui faisant boire un peu de vin pur, de café ou même d'eau-de-vie; ils sont dans l'erreur : les enfans ont assez de chaleur naturelle, ils n'ont pas besoin d'être réchauffés artificiellement.

Il ne suffit pas de mettre en usage tous les moyens capables de fortifier la constitution des enfans, il faut écarter aussi toutes les causes qui pourraient déterminer la phthisie. Les rhumes sont, comme nous l'avons dit, une des causes les plus à craindre : on cherchera donc à en préserver autant que possible les enfans. Le meilleur moyen d'y parvenir n'est pas de les tenir enfermés dans une chambre, sans leur permettre à peine de respirer l'air, et de les élever pour ainsi dire en serre chaude : cette méthode ne fait que les rendre plus sensibles au froid et plus sujets à s'enrhumer. La méthode opposée n'est pas plus convenable; si pour fortifier un enfant délicat et disposé à la phthisie, vous le baignez dans l'eau froide, si vous l'exposez au froid, il périra bientôt : il faut choisir un juste milieu, habituer peu à peu les enfans aux changemens de température; mais ne pas les traiter comme un Spartiate ou comme ún Lapon. Si, malgré les précautions convenables, l'enfant s'est enrhumé, on ne négligera pas cette indisposition, en apparence très-légère, et on veillera surtout à ce que la convalescence ne traîne pas en longueur.

Il faut faire aussi une grande attention aux suites de la rougeole, ne pas croire trop tôt le malade entièrement guéri, et ne pas l'exposer au froid; car c'est pendant la convalescence de cette maladie que se déclare souvent la phthisie pulmonaire.

S'il est impossible de prévenir le développement de la rougeole, il n'en est pas de même de la petite vérole. La vaccine auroit dû faire disparaître ce fléau des pays civilisés, et tous les gens éclairés savent mettre à profit cette grande découverte; malheureusement des préjugés aveugles repoussent encore ses bienfaits. A toutes les raisons qui laissent sans excuse les parens coupables d'abandonner leurs enfans aux dangers de la petite vérole, on peut joindre celle-ci : c'est qu'ils les exposent à l'une des causes de la phthisie pulmonaire.

Mais de plus grands dangers menacent les enfans : l'âge de la puberté approche, le corps va subir un grand changement, les passions vont se déchaîner. C'est alors que les parens doivent redoubler de soins et de vigilance ; le moment est décisif : si l'enfant menacé de phthisie, échappe aux dangers de cette époque de la vie, sa constitution, pour ainsi dire retrempée par la nature, acquiert de la vigueur, il est sauvé. Mais s'il ne sort pas entièrement victorieux de cette lutte, il y succombe, ou y perd encore une partie de ses forces. Deux sortes de précautions doivent être prises à cette époque : les unes relatives aux changemens physiques qui s'opèrent dans toutes les parties du corps ; les autres à la révolution morale qui accompagne ses changemens. Chez les garçons, le développement des organes a presque toujours lieu sans accident ; il suffit de favoriser le travail de la nature par une nourriture abondante et un exercice plus soutenu. Il n'en est pas de même chez les jeunes filles : les fonctions nouvelles des organes ont souvent beaucoup de peine à s'établir ; il faut alors réclamer tous les secours de l'art pour aider la nature ; car si elle n'achève pas promptement son ouvrage, il se déclare souvent des crachemens de sang qui peuvent devenir funestes.

Dans les campagnes où la civilisation est encore peu avancée, les passions attendent, pour se développer, le signal donné par la nature ; mais dans les grandes villes, les passions naissent bien avant le temps, et l'imagination hâte la marche de la nature trop lente au gré de ses désirs. Il faut donc se prémunir long-temps d'avance contre le danger, écarter toutes les causes qui peuvent le faire naître, et ne pas attendre que l'incendie soit allumé ; car il est alors bien difficile de l'éteindre. C'est aux parens, c'est aux instituteurs à veiller sur les enfans qui leur sont confiés. Dans la maison paternelle, la surveillance est plus facile ; mais dans les pensions des deux sexes, qu'il est difficile d'empêcher les écarts de ces jeunes imaginations, et quelle terrible responsabilité pèse sur ceux qui les dirigent !

Les spectacles, la lecture de certains ouvrages, les conversations qu'ils ont entre eux, font naître chez les enfans des idées nouvelles, et allument des désirs qu'ils ne peuvent satisfaire qu'aux dépens de leur santé et de leur vie. Ces causes agissent surtout sur les enfans dont l'imagination est vive et développée, et malheureusement nous avons vu que les jeunes phthisiques étaient souvent dans ce cas ; il faut donc veiller attentivement sur eux dès l'âge de dix à douze ans, et quelquefois même plutôt chez les jeunes filles. S'ils cherchent la solitude, s'ils deviennent tristes et timides, on redoublera d'attention : leur imagination n'est occupée que d'une seule idée, ils se concentrent en eux-mêmes pour caresser sans cesse leur chimère ; il faut les rejeter violemment en-dehors, attirer à l'extérieur leur attention et leurs forces, afin de ne les laisser jamais seuls avec leurs pensées. C'est alors que tous les exercices violens sont utiles, non-seulement pour fortifier le corps, mais aussi pour donner le change à l'imagination ; quand le corps est occupé, l'esprit est en repos. La danse, la natation, l'escrime, l'équitation, doivent être mis au rang des moyens les plus utiles en ce genre. La plupart ne peuvent pas convenir aux jeunes filles ; c'est aux mères à les remplacer par tous ceux que leur vigilante tendresse leur suggérera dans le dessein de calmer de jeunes imaginations.

Cette surveillance est difficile et fatigante, bien des parens la négligent ou la confient à des étrangers ; mais qu'ils en considèrent toute l'importance : non-seulement c'est la vie de leurs enfans qu'ils exposent, mais c'est plus encore, c'est leur avenir tout entier, s'ils survivent. S'ils laissent flétrir ces jeunes fleurs, quels fruits pourront-ils recueillir? Eux qui prévoient avec orgueil et avec joie l'avenir de leurs enfans, qui les parent en espérance de toutes les qualités, qui les voyent s'élever au-dessus de tous leurs rivaux ; ils seront cruellement détrompés : ces jeunes gens, épuisés par des plaisirs précoces, ne deviendront jamais hommes ; sans énergie et sans vigueur, ils traîneront une vie languissante :

incapables d'occuper aucun poste, jamais vous ne les verrez cueillir les palmes de la gloire sur les champs de bataille, jamais ils ne feront retentir à la tribune les accens d'une mâle éloquence!

Mais enfin ceux que menace la phthisie sont capables d'apprécier leur danger, et c'est à eux de prendre toutes les précautions convenables pour s'y soustraire. Plus que tous les autres hommes ils doivent maîtriser leurs passions; car toutes les émotions vives peuvent leur être funestes. Ils éviteront toutes les causes que nous avons fait connaître. La coupe de la volupté leur cache sous ses fleurs un dangereux poison; s'ils écoutent la voix de la raison, ils renonceront au mariage. Ceux qui peuvent choisir le lieu de leur résidence, habiteront la campagne, et se livreront aux soins et aux travaux du jardinage. Pour ceux qui sont forcés de vivre à la ville, qu'ils renoncent du moins aux professions les plus nuisibles pour eux.

S'ils portent depuis quelque temps un vésicatoire ou un cautère, ils se garderont bien de le fermer, il en est de même des dartres et autres maladies de la peau, des anciennes plaies et de certaines fistules à l'anus; il faut respecter tous ces émonctoires naturels qui arrêtent les progrès de la maladie du poumon. Les hémorragies devenues habituelles chez les hommes comme chez les femmes, doivent être soigneusement entretenues; leur suppression pourrait déterminer l'invasion de la phthisie. Certaines personnes, des femmes grasses surtout, sont sujettes à des sueurs abondantes d'une odeur désagréable aux aisselles, aux pieds et aux mains; elles emploient tous les moyens possibles pour se débarrasser de cette incommodité; mais souvent elles payent cette imprudence de leur vie.

Toutes ces précautions doivent être prises par les personnes qui ont quelque disposition à la phthisie, qu'elle soit ou non héréditaire; mais si le mal a déjà donné quelques signes de sa présence, il faut avoir recours à d'autres moyens. Si la personne qui est attaquée de phthisie est venue depuis peu de la campagne à Paris, qu'elle fuie, qu'elle retourne dans son pays! c'est le meilleur et peut-être l'unique moyen de salut. Si elle a toujours habité la ville, il faut encore qu'elle se hâte de la quitter. Le changement d'air et de lieu est le meilleur remède au début de la phthisie; il produirait quelque avantage quand même l'air de la nouvelle résidence ne serait pas plus salubre que celui du lieu que l'on a quitté; mais si le but du voyage est convenablement choisi, on peut en espérer la guérison. C'est dans un climat plus chaud que les phthisiques doivent se transporter; le midi de la France et le nord de l'Italie conviennent beaucoup aux habitans de Paris ; c'est surtout à Nice, à Florence et aux îles d'Hyères que les phthisiques vont chercher la santé sous un ciel pur et sans nuage.

L'habitation des bords de la mer est aussi très-favorable à la santé des poitrinaires. Depuis long-temps on a remarqué que les marins n'étaient presque jamais attaqués de phthisie ; ceux même qui avant d'entrer dans la marine avaient la poitrine délicate, recouvrent souvent une parfaite santé après un ou deux voyages sur mer. M. Laënnec étant allé passer deux ans dans un petit port de Bretagne, n'a observé pendant cet espace de temps, sur quatre mille habitans, que six phthisiques, dont trois ont guéri. Si les personnes chez lesquelles on observe quelques symptômes de phthisie ont cependant conservé beaucoup de force, un voyage sur mer pourra donc leur être utile; si elles sont naturellement faibles ou affaiblies déjà par la maladie, les fatigues du voyage leur seraient plus nuisibles que l'air de la mer ne pourrait leur être favorable ; qu'elles se contentent alors de fixer leur séjour sur les bords de la mer.

Malheureusement la fortune ne permet qu'à un très-petit nombre de malades de faire ces longs voyages ; mais les autres doivent employer du moins toutes les ressources qui sont en leur pouvoir. S'ils habitent un quartier étroit et humide, ils le quitteront pour choisir, dans une rue large, un appartement bien sec, où les rayons du soleil pénètrent pendant une partie de la journée. S'ils le peuvent, ils sortiront de Paris pour aller habiter aux environs; ils auront soin d'éviter également une vallée humide et un coteau élevé, dont l'air trop vif accélèrerait les progrès de la maladie. Dans quelque endroit que le malade ait fixé son séjour, il ne doit pas se livrer à l'étude ou à d'autres occupations sédentaires; il choisira, au contraire, un travail mécanique approprié à ses forces; il fera des promenades à pied ou mieux encore à cheval, d'abord courtes, et prolongées peu à peu chaque jour autant que ses forces le lui permettront.

Il doit toujours être vêtu chaudement, et se préserver surtout du froid humide: il portera à cet effet un vêtement de flanelle sur la peau; mais il faut le changer assez souvent pour qu'il soit toujours sec.

La nourriture doit être choisie parmi les substances les moins excitantes; le régime qui convient ordinairement le mieux se compose de lait de vache ou d'ânesse, de fécule de pomme de terre, de salep, de sagou, de riz, de sucre, de légumes, de fruits et de volailles.

Tels sont les moyens généraux qu'il convient d'employer au début de la phthisie; leur efficacité dépend beaucoup, je le répète, de la promptitude et de la persévérance avec lesquelles on les met en usage. Ils ne suffisent pas cependant, il faut y joindre des remèdes plus actifs, tels que la saignée, les vésicatoires et les médicamens; mais l'emploi de ces moyens ne peut être confié qu'aux soins éclairés d'un médecin : il serait inutile et même dangereux de vouloir en apprendre l'usage aux personnes étrangères à la médecine.

FIN.

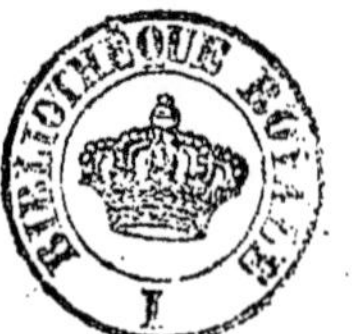
BIBLIOTHÈQUE ROYALE
I